M.C. Strobl

DIE GEBURTSFLÜSTERIN

Bibliografische Information der Deutschen Nationalbibliothek

Die Deutsche Nationalbibliothek verzeichnet diese Publikation in der Deutschen Nationalbibliografie, detaillierte biografische Daten sind im Internet über http://dnb.d-nb.de abrufbar.

Besonderer Hinweis

Das Werk einschließlich aller seiner Teile ist urheberrechtlich geschützt. Jede Verwertung außerhalb der Bestimmungen des Urheberrechtsgesetzes ist ohne schriftliche Zustimmung unzulässig und strafbar. Dies gilt insbesondere für Vervielfältigungen, Übersetzungen, Mikroverfilmungen und die Einspeicherung und Verarbeitung in elektronischen Systemen.

Haftungsausschluss

Teile des vorliegenden Buches basieren (unter anderem) auf zahlreichen persönlichen Angaben, die zur Wahrung der authentischen Wiedergabe inhaltlich nicht modifiziert wurden. Im Zweifelsfall wenden Sie sich bitte an Hebamme, Stillexperten, Arzt/Ärztin oder Apotheker.

Weder die Autorin, noch ihr Lektorat können für eventuelle Nachteile oder Schäden die aus den im Buch vorgestellten Informationen resultieren, eine Haftung übernehmen. Alle Angaben erfolgen ohne Gewähr.

Sollten sich trotz sorgfältiger Korrektur Fehler eingeschlichen haben, erbitten wir weiterführende Hinweise darauf. Wenden Sie sich in diesen Fall bitte schriftlich an die Autorin.

Markenschutz

Dieses Buch enthält eingetragene Warenzeichen, Handelsnamen und Gebrauchsmarken. Wenn diese nicht also solche gekennzeichnet sein sollten, so gelten trotzdem die entsprechenden Bestimmungen.

1. Auflage August 2016

Internet: mcstrobl.jimdo.com

ISBN 9783741225208

Herstellung und Verlag: BoD - Books on Demand, Norderstedt

M.C. Strobl

Die Geburtsflüsterin

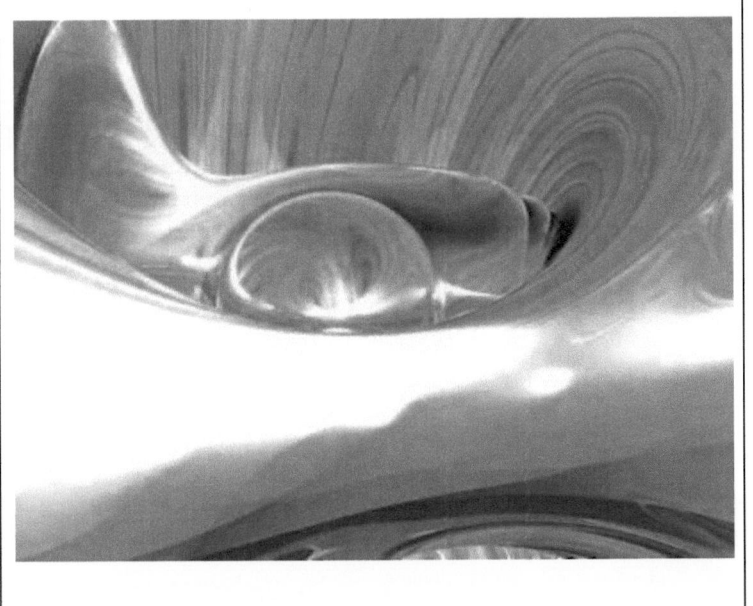

Dieses Buch soll Mut machen und Hilfestellungen geben, wie werdende Mütter die natürliche Geburt erleben können, die sie sich gewünscht haben.

Es ist mir wichtig an dieser Stelle zu erwähnen, dass nicht von Frauen die Rede sein wird, die aus gesundheitlichen Gründen tatsächlich medizinische Interventionen benötig(t)en, und deswegen eine Sectio brauchten., z.B. aufgrund schwerer Bandscheibenschäden, rachitischer Beckendeformationen, Schwangerschaftsvergiftungen, gefährlichem Bluthochdruck, Plazenta Prävia, massivem Herztonabfall beim Fötus, schwerer Herzerkrankungen, etc.;

Die Kaiserschnittrate in Österreich, wie in Deutschland liegt um die 30%. Die Tendenz ist steigend.
Der Anteil der wirklich nötigen Kaiserschnitte wird übrigens bloß auf 3 % aller Geburten geschätzt!

INHALT

	Vorwort	9
	Die Vorbereitungen beginnen	15
	Stups gefällig?	24
	Es geht los!	27
	Bald hast es geschafft!	33
	Noch etwas...	35
	Der Geburtsplan	41
	Übungen zur Schmerzdesensibilisierung	43
	Quellen	46

Du bist schwanger.
Du hast Angst.
Nimm sie nicht einfach hin.

Nutze deine Angst.
Sie gehört Dir allein.
Sie will Dir etwas ganz Wichtiges über Dich sagen.

Schau hin.
Spüre hin.
Lausche hin.
Deine Angst hilft Dir, Dich von ihr zu befreien.

Lausche der Geburtsflüsterin in Dir.

VORWORT

Lange habe ich überlegt, ob ich noch einmal ein Buch zum Thema Kinderkriegen schreiben soll.

Da meine Familienplanung mit vier faszinierenden Kindern nun abgeschlossen ist, sollte mir ein Abstand hierzu möglich sein. So hatte ich gedacht.

Doch selbst, wenn es mich nicht mehr persönlich betrifft, ich mehr Erfahrung als genug „am eigenen Leib" sammeln durfte auf diesem in der Tat aufregenden Gebiet, hat mich der Reiz nicht losgelassen.
Wenn schon nicht selbst noch mal in den Genuss kommen, dann eben andere dabei unterstützen, dachte ich mir. Denn es läuft vieles falsch beim Kinderkriegen. Wie in diversen anderen Bereichen unseres hochtechnisierten Zeitalters dürfte der vernünftige Zugang des Menschseins verloren gegangen sein. Was ist da passiert?

Immer noch lese ich gerne in Schwangerschaftsforen mit. Immer wieder aufs Neue kann mich das Phänomen „Geburt" völlig fesseln.

Ich bekomme viele Zuschriften und Rückmeldungen zu meinen Büchern und immer wieder treten werdende Mütter an mich heran, weil sie Angst haben. Angst vor dem neuen Unbekannten. Angst vor dem Unvermeidbaren. Angst, ausgeliefert zu sein, wenn es so weit ist. Angst vor dem Gebären. Alle diese Ängste halte ich für völlig natürlich und physiologisch. Wie wir gelernt haben, heutzutage mit diesen Ängsten umzugehen, entbehrt häufig jeglichem gesunden Menschenverstand.

Der medizinische Apparat sucht ständig nach Unregelmäßigkeiten, krankhaften Mustern, Störungen im System, um diesen mithilfe von Maschinen, synthetischen, körperfremden Substanzen oder Operationen beizukommen. So wird sehr schnell aus einer gesunden Frau eine ausgelieferte Patientin gemacht. Denn „wer suchet, der findet" bekanntlich.

Die große Frage nach der Schnittentbindung, wann und warum sie nötig ist, steht fast immer im Raum.

Und man wird überschüttet von Geburtsberichten, die mit einem Schnitt – in Bauch oder Scheide – enden. Meist zur großen Enttäuschung der jungen Eltern.

Diesen wird von „Göttern in weiß" eingeflößt, dass der Muttermund nicht öffnete, das Becken der Mutter zu eng und die Herztöne des Kindes zu schwach gewesen seien. Und die Eltern schenken dem rettenden lieben Onkel im weißen Kittel ganz arglos das Vertrauen. Häufig auch beim nächsten Kind, welches mit einer hohen Wahrscheinlichkeit erneut durch eine große Bauchoperation entbunden wird.

Die meisten Mütter wollen das im Grunde eigentlich gar nicht.

Mir scheint, es ist immer noch eine Rarität, wenn Mütter sich – im wahrsten Sinne des Wortes – auf die eigenen Beine stellen und ihre Kinder so empfangen, wie es ihrem innersten Wesen entspricht.

Ich bin ein Fan von Geburtsberichten und sammle solche Erlebniserzählungen seit meiner Jugendzeit.

Und in all den Jahren habe ich ein Gefühl dafür bekommen, an welchen Stellen es beginnt, schwierig und kompliziert zu werden.

Wo es anfängt, dass eine optimistische junge Frau von einer Sekunde zur anderen an Kraft verliert. Je nach Erlebnis findet diese Entkräftung schleichend oder gar blitzartig statt.

Das interessante ist, dass ich heute meist in der Lage bin, innerhalb der ersten Minute eines Geburtsberichtes zu erahnen, wie er ausgehen wird.

Denn die Muster sind stets dieselben. Die Orte sind eigentlich fast ausschließlich Krankenhäuser. Da drängt sich die Frage auf, ob viele Störungen nicht „hausgemacht" sind. Und ich meine, ja.

Und so manche fragt sich nach dem ersten Geburtsdesaster, wie sich ein solches beim zweiten Kind vermeiden lässt.

Oft gelingt es mir, eine solche Mutter zu beruhigen und ihr Tipps zu geben, die sie dankbar annimmt. Einmal wurde ich scherzhaft als „Geburtsflüsterin" bezeichnet. So kam es zu dem Titel dieses Buches. Ich sehe es als meine Aufgabe, schwangeren Frauen ein paar sehr wichtige Gedanken mit auf den Weg zu geben. Gedanken, die in ihnen eine eigene weise Stimme laut werden lässt.

Diese Stimme sagt:

Es ist mein Körper.
Es ist mein Kind.
Es ist die Geburt meines Kindes aus meinem Körper.

ICH ENTSCHEIDE!

Gebären

ist ein natürlicher Vorgang.

Die Natur arbeitet am besten ohne unser Eingreifen.

Gebären

ist ein Vorgang der Öffnung.

Nur in einem vertrauten Umfeld ist diese Öffnung möglich.

Jede gesunde Frau

kann selbstständig ein gesundes Kind gebären.

Sie muss das nicht lernen. Es ist ein Instinkt.

Ich habe festgestellt, dass zumeist die Frauen ihre Wunschgeburt erlebten, die sich trauten, ihren Mund aufzumachen. Nicht allein, dass die mündige Gebärende selbstbestimmt ihren Bedürfnissen nachging, sondern auch die Tatsache, dass die Geburtshelfer gefordert sind. Nicht oft erleben sie Frauen, die ihnen ganz präzise sagen, wo es lang geht. Mag sein, dass so mancher davon irritiert ist.
Was Dich Deinerseits überhaupt nicht irritieren darf!

Du bist als Patientin sozusagen die Kundin. Die Menschen im Krankenhaus agieren als Dienstleister. Das vergessen sehr viele Schwangere. Meines Erachtens lassen sie sich immer noch viel zu viel gefallen. Übrig bleiben dann meist die enttäuschten Eltern mit ihren leider oft traumatisierten Babys.

Damit es gar nicht erst dazu kommt, hast Du mit diesem Buch ein Werkzeug zur Hand, das Dir dabei hilft, in spätestens 10 Mondmonaten eine überglückliche, stolze Mutter zu sein!

DIE VORBEREITUNGEN BEGINNEN

1. INFORMIERE DICH!
   Vielleicht hast Du Dich noch niemals bewusst mit dem Thema Geburt auseinander gesetzt. Umso heftiger kann die Konfrontation jetzt für Dich sein. Jetzt, wo Du schwanger bist und weißt, dass auch Du gebären wirst. Lies gute Bücher und schau Dir wirklich hochwertige Geburtsfilme an. (Empfehlungen am Ende des Buches) Ich bin der Ansicht, ES MUSS SEIN, dass eine werdende Mutter sich vorab einstellt, wie intensiv so ein Geburtserlebnis in der Regel ist, um nicht bei der Hälfte aufzugeben, weil sie meint, alles wäre zu heftig, um noch im Normalbereich zu sein. Wenn Du merkst, dass Du davor Angst hast, gehe es behutsam an. Schau, bzw. lies nur soweit, wie es für Dich noch annehmbar ist. Immer Stück für Stück. Du wirst mit der Zeit mutiger. Das Gebären erschreckt Dich dann nicht mehr.

2. LASS DIR NICHT REINREDEN!
   Es zählt allein, wie Du Dir den Geburtstag Deines Babys vorstellst. Wenn Du all die Punkte dieses Buches durch hast, wirst Du am Ende ganz genau wissen, WAS Du WO, mit WEM und WIE haben möchtest. Du hast Dir das alles dann ganz genau angesehen und die für Dich richtige Geburtsmethode gewählt. Niemand darf Dir in diese Entscheidung hineinreden. Und ich ermutige Dich dazu, falls es doch jemand versucht, bei Dir zu bleiben. Du darfst und sollst die Verantwortung übernehmen. Du wirst Mutter!

3. WO SOLL DIE GEBURT STATTFINDEN?
Wo möchtest Du Dein Kind am liebsten empfangen? Ganz ehrlich? Ja, ich meine, wenn Du Dich so voll und ganz in Deine Geburtsphantasiewelt begibst.... Du hast da sicherlich so gewisse Vorstellungen, wo Du die Wehen erleben, wen Du an Deiner Seite haben und wie Du Dein Kind begrüßen möchtest. Zur Auswahl stehen..... stell Dir vor: ALLE Orte, die Du in Betracht ziehst! Noch immer am häufigsten werden die Babys in Geburtsabteilungen von Krankenhäusern geboren. Viel seltener jedoch in einem Geburtshaus oder gar zuhause. Glaube mir, wenn Du eine liebe Hebamme dabei hast, ist es beinahe egal, wo Du sein wirst. Und der Ort, der Dir so richtig gut gefällt, ist der am besten geeignetste, um eine gelungene schöne Geburt zu erfahren. Mit einer guten Hebamme, der Du vertraust, kannst Du sogar in einem Wald, im Meer, oder auf einem Berg sicher und wunderbar Dein Kind gebären. Lass Dir auch hier von niemandem etwas reinreden!

4. DAS NÄCHSTBESTE KRANKENHAUS?
Sei kritisch in der Wahl Deines Geburtsortes! Wenn Dir alle in Deinem Umfeld zu dieser „praktischen Lösung" raten, und Du Dich damit doch nicht so ganz wohl fühlst? Tu es nicht! Auch wenn es noch so unkompliziert nah ist. In den meisten Fällen haben Frauen heutzutage mehrere Spitäler im Umkreis des Wohnortes zur Verfügung. Damit Du das Ideale für Dich findest...

5. GEBURTSABTEILUNGSEXPEDITION
Mach eine Geburtsabteilungsexpedition!

Schau Dir mit Deinem Partner ganz kritisch alle Kranken- und Geburtshäuser in Deiner Nähe an. Komm unangemeldet hin! Dann siehst Du gleich, wie das so abläuft, wenn sie nicht auf einen Besuch vorbereitet sind.

6. FRAG! FRAG! FRAG!
   Frag die Leute dort Löcher in den Bauch. Es gibt keine
   dummen Fragen, nur dumme Antworten! Frag nach
   Kaiserschnitt- und Dammschnittraten, wie häufig die
   Frauen am Hocker, im Vierfüßlerstand oder im Wasser
   gebären und warum. Wie häufig, und welche Art der
   Schmerzmittel angewendet wird. Am allerwichtigsten
   jedoch ist es, wie Du Dich in diesen Räumen, mit diesen
   Menschen fühlst. Wenn Du nicht sicher bist, komm wieder,
   wenn anderes Personal da ist. Und wenn man Dich ob
   Deiner Neugier schief anschaut, dann überleg Dir ernsthaft,
   gleich wo anders hin zu gehen.

7. MIT ZUR GEBURT
   Nimm zur Geburt mit wen auch immer DU willst!
   Es kann sehr hilfreich sein, wenn Du mit dem Personal
   zuvor abklärst, wie viele Menschen denn mit im
   Geburtszimmer erwünscht sind. Hab auch hier keine Scheu,
   konkret anzusprechen, dass es Dir außerordentlich wichtig
   ist, diese Menschen bei Dir zu haben.

8. DAMMMASSAGE
   Bereite Deinen Damm vor!
   Da auch Du mit Sicherheit keine Dammverletzungen
   riskieren möchtest, wenn Dein Baby aus Deiner Scheide
   gleitet, lege ich Dir ganz besonders die Dammmassage ans
   Herz. Noch immer wird diese Dammsache von den
   Schwangeren viel zu leichtfertig ignoriert. Bis zu dem
   Zeitpunkt, wo sie Riss oder Schnitt am eigenen Damm
   erleben müssen. Um vorzubeugen lohnt es sich, schon viele
   Wochen vor dem errechneten Geburtstermin mit der
   täglichen Dehnung des Dammes zu beginnen. Du kannst
   auch Deinen Partner darum bitten. In den meisten Fällen
   genießen beide diese „Übung", die sogar richtig erotisch
   sein kann und nicht selten in einen prickelnden Liebesakt
   mündet. Was ebenfalls als ausgezeichnete Vorbereitung
   zur Geburt geeignet ist. Hier sollte der Pahantasie keine

Grenzen gesetzt werden, es kann auch bei Belieben achtsam mit „Sexspielzeug" (Dildos, Gurken, Kürbisse) experimentiert werden. Noch sehr naturverbundene Völker bereiten sich auf den großen Tag mit verschieden großen Kürbissen vor, um die Geburtswege zu schonen.

9. DAMMMASSAGEÖL
   Verwende Dammmassageöl!
   Um den Damm gut massieren zu können brauchst Du ein gutes Massageöl. Sehr gut geeignet sind nahezu alle hochwertigen Öle. Als besonders wirkungsvoll jedoch gelten Johanniskraut- , Jojoba-, Nachtkerzen-, aber auch Kokos- und Olivenöl. Du kannst Dir auch in der Apotheke eine Mischung aus ätherischen Ölen erstellen lassen. Türkische Rose und Muskattellersalbei können eine wunderbar öffnende Wirkung haben. Das klassische Dammmassageöl ist wohl die Mischung aus Johanniskrautöl, Jojobaöl, türkische Rose und Muskatellersalbei. In manchen Apotheken gibt es die „Dammsalbe D" zu kaufen, auch „Cuprum metallicum"-Salbe ist sehr empfehlenswert.

10. HEBAMME
    Suche Dir „Deine" Hebamme!
    Eine der wichtigsten Investitionen für eine gute Geburt ist die gute Hebamme, die Dich auch während der Geburt begleiten sollte. Es gibt auch Beleghebammen, die mit Dir ins Krankenhaus fahren, wenn es soweit ist. Deine Hebamme kennt Dich schon, sie hat Dich während der Schwangerschaft regelmäßig besucht. Sie kennt Deine Ängste, weiß, was Du brauchst und ist Expertin für sämtliche Beschwerden und Wehwehchen. Außerdem kennst Du sie schon und wenn Du es wünschst, dann wird nur sie Deine Geburt begleiten. Schreibe es in Deinen Geburtsplan, wenn es Dir wichtig ist, dass keine fremden Hände Dich und dein Kind betreuen.

11. GEBURTSPLAN

Schreibe einen Geburtsplan!
Es ist sehr ratsam, so konkret, als möglich, Deine Wünsche betreffend der bevorstehenden Geburt in einem Geburtsplan festzuhalten. Dieser wird spätestens am Tag X dem Geburtspersonal vorgelegt, mit der Bitte, diesen auch zu unterschreiben.

Du kannst Dir sicher sein, jeder Geburtshelfer wird unter diesen Umständen ganz besonders bemüht sein, all Deine Punkte genau einzuhalten.
(Geburtsplan-Muster am Ende des Buches)

12. DEIN PARTNER
Partner als Sprachrohr!
Wenn Du Deinen Partner zur Geburt mitnehmen möchtest, dann ist es wichtig, dass auch er Dich und Deine Wünsche gut kennt. Er wird Dir Sprachrohr sein, wenn Du mit den Wehen arbeitest. Du sollst Dich selbst nicht mehr mit Fragen auseinandersetzen müssen. Es ist in diesen Stunden umso wichtiger, ganz in Deinem Bauch, Deinem Instinkt zu sein, keine Fragen beantworten zu müssen.

13. AKUPUNKTUR
Dieses Verfahren aus der chinesischen Medizin hat schon so manche Geburt erleichtert. Du beginnst damit etwa nach der 34. Schwangerschaftswoche. Fakt ist, dass es die Eröffnungsphase wesentlich erleichtert, der Muttermund die erforderliche Öffnung von rund 10 Zentimetern rascher erreicht hat. Ich kenne keine einzige Frau, die nach dieser geburtsvorbereitenden Akupunkturbehandlung über eine lange und zähe Eröffnungsphase geklagt hat.

14. NATUR
Geh in die Natur!
Im Wald oder auf Feldwegen spazieren zu gehen kann unsagbar befreiend erlebt werden. Um zu verstehen, wie in der Natur alles seinen Lauf nimmt, ohne unser

zutun, müssen wir raus ans Licht, in die frische Luft, müssen die Pflanzen und Naturereignisse spüren. Vielleicht entdeckst Du ja in dieser Schwangerschaft Deine Liebe zum Gärtnern! Vorausgesetzt, du hast genug Toxoplasmose-Antikörper (Schau im Mutter-Kind Pass nach oder frag Deinen Arzt!) solltest Du viel erdige und sinnliche Erfahrungen machen. Du wirst Dich wieder daran erinnern, dass auch Du Teil dieser Erde bist, dass auch Du fruchtbar bist und dass auch Du zum Gebären geschaffen bist.

15. SPRICH ZU DEINEM KIND
Sprich mit Deinem Kind!
Erzähl Deinem kleinen Schatz von Dir. Sprich ganz ruhig und liebevoll zu ihm und sag ihm, wie sehr Du Dich auf ihn freust. Berichte ihm auch von Deinen Ängsten vor der Geburt und bitte es, Dich an seinem Geburtstag gut zu unterstützen, damit es gut und geborgen zur Welt kommen kann. Auch wenn es am Ende länger auf sich warten lässt, kann gut zureden manchmal Wunder wirken.

16. WUNSCHGEBURT
Stelle Dir im Geiste Deine Wunschgeburt vor!

17. MEDITIERE!
Eine gute Möglichkeit, auf Tag X einzustellen, ist die Meditation. Vielleicht besuchst Du einen Yogakurs für Schwangere oder lernst Autogenes Training.
Für eine gute Geburt ist es wichtig, dass Du Dich tief entspannen kannst, denn dabei bleibst Du ideal locker und verkrampfst Dich nicht. Auch die tiefe Atmung ist hierbei außerordentlich hilfreich. Du kannst damit gezielt den Eröffnungswehen begegnen, sparst selbst enorm viel Kraft für die Austreibungsphase und schickst dabei noch Deinem Baby viel guten Sauerstoff. Viel zu oft höre ich davon, dass die Herztöne des Kindes schwächer wurden und ein Kaiserschnitt gemacht

werden musste. Wenn die Mutter in einem guten Entspannungsmodus ist, kommt so eine Komplikation kaum vor.

18. SCHMERZDESENSIBILISIERUNG
Sei gefasst auf Schmerzen!
Da eine Geburt in der Regel kein Kaffeekränzchen ist, sondern eine psychische, wie auch physische Grenzerfahrung kann es nicht schaden, auf intensive Empfindungen vorbereitet zu sein.
Wir sind es in dieser modernen Zeit kaum mehr gewöhnt, mit Schmerzen umzugehen, da wir jederzeit die Möglichkeit haben, beim kleinsten Zipperlein das passende Medikament einzuwerfen. Somit haben wir vergessen, dass unser Körper ab einer gewissen Intensität schmerzstillende Hormone ausstößt, die uns den Schmerz erträglich machen. Bei einer Geburt geschieht dies ganz besonders deutlich.
Du kannst jedoch Deine Schmerzgrenze erhöhen. WIE? Laufe barfuß auf Steinen, gehe auf Bambusstöcken, kneife Dich möglichst lange in die Innenseite Deiner Oberschenkel (so fühlt sich auch der Wehenschmerz an). Verzichte in der Schwangerschaft auf Kopfschmerztabletten. Versuche, Deine Atmung zu vertiefen und Dich trotz Schmerz zu entspannen, den Schmerz anzunehmen, um ihn dann loszulassen. Schritt für Schritt wirst auch Du mit Schmerz wieder besser zurecht kommen.
(Übungen am Ende des Buches)

19. TEE
Trink Geburtsvorbereitungstee!
Du bekommst mittlerweile in jeder gut sortierten Apotheke eine geburtsvorbereitende Teemischung aus Brombeerblätter, Zinnkraut, Zimtrinde, Frauenmantel, Schafgarbe und Himbeerblätter. Zum Geburtstermin hin darf auch etwas Eisenkraut beigemischt werden, um das Baby ein wenig an zu stubsen.

20. HEUBLUMENDAMPFSITZBÄDER
Mach Heublumendampfsitzbäder!
Ab der 36. Schwangerschaftswoche können dampfende Sitzbäder aus Heublumenextrakt sehr wohltuend sein. Was es garantiert ist? Eine Möglichkeit, die Wehen anzuregen, sowie die Geburtswege schön weich und dehnbar zu machen.

21. LEINSAMEN
Iss Leinsamen!
Geschroteter Leinsamen mit viel Flüssigkeit zu Dir genommen macht die Ausscheidungsorgane flutschig. Da auch die Scheide, wenn es die Geburt betrifft, ein solches ist, wird auch sie dabei flutschig. Dein Baby kann viel besser auf die Welt rutschen. Leinsamen mit Joghurt oder ins Müsli schmeckt sogar noch richtig gut. Wichtig dabei ist jedoch immer: Vieeeel trinken!

22. SEX
Immer, wenn Du Lust darauf hast!
Egal, ob allein oder mit Partner.
In erregtem Zustand kannst Du auch die Dammmassage mit einfließen lassen. Du wirst bemerken, dass Deine Scheide bei Erregung noch viel dehnbarer ist. Lass Dich einfach fallen und genieße Deine tiefe Erregung und diesen ganz besonders weichen, bereiten Zustand Deiner Scheide. Öffne auch Deinen Mund und stöhne laut, wenn Dir danach ist. In diesem Zustand ist alles möglich!
Außerdem stärkt jeder Orgasmus Deine Uterusmuskeln. Es sind dieselben Muskeln, die starke Wehen erzeugen müssen, um den Muttermund zu öffnen und Dir dabei helfen, Dein Kind gut zu gebären. Je trainierter dieser Muskel ist, umso effizienter kann er arbeiten. Also,

fröne ruhig Deiner Lust! Dient es doch auch dem guten Zweck!

23. MUSIK
Die Kraft der Musik! Wenn Du eine Lieblingsmusik hast, dann hol Dir frische Energie aus der Welt der Klänge und Schwingungen. Singe, tanze oder meditiere einfach dazu. Ganz wunderbar eignen sich ruhige Klänge zum Visualisieren Deiner Traumgeburt. Gib Dich einfach den Klängen hin und lass geschehen, was da kommt.

24. HOMÖOPATHIE
Mach Dich schon einmal vertraut mit der Kraft von Globulis und natürlichen Essenzen nach Dr. Samuel Hahnemann. Diese kleinen unscheinbaren Milchkügelchen haben es in sich. Sie wirken wunderbar! Es gibt tausende Arzneien und in verschiedenen *Potenzen*. Und das Schöne: Auch für Dein Baby gibt es eine Vielzahl an homöopathischen Arzneien, wenn es einmal krank wird. Und das ohne unangenehme Nebenwirkungen! Um Dich ideal auf den Geburtsvorgang vorzubereiten hält die Natur vor allem zwei verschiedene Wirkstoffe bereit: „Pulsatilla" und „Caullophyllum". Diese beiden lockern Dein Gewebe und die Wehen werden schneller effektiv.

25. ANGST
Solltest Du sehr viel Angst vor dem bevorstehenden Ereignis haben, empfehle ich Dir 3 Mal täglich „Cimicifuga"-Globulis.

26. REIKI GEGEN ANGST
Gegen die Angst kann auch REIKI sehr gut helfen. Erkundige Dich, wo in Deiner Umgebung Reiki-Behandlungen angeboten werden.

STUPS GEFÄLLIG?
Tipps zum Ende der Schwangerschaft

27. BRUSTWARZENMASSAGE
    Solltest Du bereits nach der 36. Schwangerschaftswoche sein und schon sehnsüchtig auf den Geburtsbeginn warten, kann eine kräftige Brustwarzenmassage oder eine orale Stimulation durch Deinen Partner Wehen auslösen.

28. HOMÖOPATHIE
    „Pulsatilla" kann jetzt mehrmals täglich gelutscht werden.

29. MOXEN
    Moxibustion: Das „Moxen" regt Dein Baby zu mehr Aktivität an. Dies kann es aus einer Beckenendlage in die richtige Position locken. Diese Technik, wo eine geübte Hebamme mit gerollten Beifußzigarren Deine Fußreflexzonen stimuliert (Vorsicht: heiß!) kann jedoch bereits ab der 32. SSW angewendet werden.

30. LUST
    Sperma enthält wehenanregende Prostaglandine. Wenn Du noch Lust darauf hast, dann kann sinnlicher Sex mit Deinem Partner die Geburt in Gang bringen. Ganz wichtig dabei: es soll so richtig schön für Euch sein. Genießt noch ein letztes Mal das Liebesspiel als „Schwangere" Mit einem laaangen Vorspiel und einem innigen Akt der Liebe könnt Ihr Euer Kind herauslocken.

31. GEWÜRZE
Auch Gewürze wie Zimt, Ingwer, Verbenentee und Gewürznelken

32. HIMBEERBLÄTTER
Noch mehr Himbeerblätter in Deinen Geburtsvorbereitungstee!

33. GRÜBCHEN MASSIEREN
Kräftiges kreisförmiges Massieren der beiden „Grübchen" im Lendenbereich kann starke Wehen auslösen und den Geburtsbeginn einleiten.

34. AKUPRESSUR
Akupressur der Reflexzonen an Händen oder Füßen kann ebenso das Baby anstupsen. Entweder Du massierst Dich selbst nach Deinem Gefühl behutsam oder Du erkundigst Dich nach einem Spezialisten in Deiner Nähe.

35. EINLAUF
Ein Darmeinlauf mithilfe eines Klistiers regt nicht nur Deinen Darm zur Ausscheidung an, auch Deine Gebärmutter wird zur Arbeit angeregt. Außerdem kann es während der Geburt ein gutes Gefühl für Dich sein, wenn Du vielleicht Sorge hast, während des Schiebens Kot hinaus zu drücken. Zwar schaltet der Körper einer Frau kurz vor der Geburt in der Regel auf „Reinigungsmodus, d.h. bei vielen kündigt sich die Geburt mit Durchfall an, dennoch kannst Du Dir mit einem Einlauf etwas Gutes tun.

36. UT-ÖL
Die Hebamme Ingeborg Stadelmann hat das Uterusöl entwickelt, das zur Geburtseinleitung ebenso erfolgreich zur Anwendung kommt. Es besteht aus einer Mischung

ätherischer Öle, die mittels Bauchmassage einmassiert werden.

37. FLOTTE SPAZIERGÄNGE
    Nun dürfen die täglichen Bewegungen an der frischen Luft ruhig energischer werden. Aktivitäten in aufrechter Haltung regen die Geburt an.

38. HOCKEN
    Hock-, wie Dehn- und Spreizübungen helfen dem Körper sich auf die besonders vorteilhafte Gebärposition des Hockens vorzubereiten.

39. SHIATSU
    Fernöstliche Massage- und Entspannungstechnik, die eine sehr angenehme und öffnende Wirkung hat.

ES GEHT LOS!

40. ENTSPANN DICH!
    Du bist wunderbar vorbereitet, hast einen gut durchdachten Geburtsplan, einen Partner, der für Dich da ist, eine Hebamme, die Du gut kennst, und der Du vertraust. Du kannst jetzt einfach lockerlassen und Dein Kind auf die Welt kommen lassen. Es wird alles gut!

41. WARMES WASSER
    Wenn Du Dir nicht sicher bist, ob diese Gebärmutterkontraktionen nur Übungswehen oder Geburtswehen sind, dann nimm ein warmes Bad oder eine warme Dusche. Lässt das Ziehen im Bauch nach, wird es seltener, dann hast Du noch Zeit und darfst Dich noch in Geduld üben. Wird das Ziehen kräftiger, dann will Dein Kind in den nächsten Stunden geboren werden.

42. BLASENSPRUNG
    Bitte leg Dich lieber hin, nachdem Du oder jemand anderes die Hebamme oder die Rettung kontaktiert hat! Wenn Du nicht weißt, ob Dein Baby bereits gut im Becken, also in „pole position" liegt, ist es besser, in liegender Position zu warten, bis die Hebamme oder der Krankenwagen kommt. Dies gilt nur solange, bis das Kind gut ins Becken gerutscht ist.

43. FREI BEWEGEN Beweg Dich frei, grad so, wonach Du Dich fühlst, wonach Dir ist. Bleib möglichst aufrecht (Ausnahme: s.o. Blasensprung) und aktiv! Du kannst tanzen, singen, Dein Becken schaukeln, auf dem Pezziball

Dein Becken kreisen lassen, schwimmen gehen, kuscheln... alles ist erlaubt, was Dein Bauch Dir sagt!

44. HEUBLUMEN Und wieder kann ich Dir ein Heublumendampfbad sehr nahe legen, das die Geburtswege weich und geschmeidig macht und außerdem die Wehen ankurbelt.

45. TÖNEN Es gehört zu einer Geburt dazu, dass die werdende Mutter tönt, seufzt, stöhnt, brummt, vielleicht auch jammert und schreit. Dies alles ist vollkommen in Ordnung! Lass es raus! ALLES! Öffne Dich für alles, was da drinnen zusätzlichen Druck verursacht! Wichtig ist, dass Du es Dir und Deinem Baby möglichst leicht machst. Das geschieht nur dann, wenn Du auf Deine Bedürfnisse achtest und Unterstützung einforderst, wenn Du spürst, dass Du sie brauchst.

46. UNTERSUCHUNGEN Wenn Du weniger oder gar keine Untersuchung haben möchtest, fordere dies, wenn es sein muss, lautstark ein! Du bist diejenige, um die es jetzt geht, Du entscheidest, was geschieht! Jede Untersuchung ist im Grunde ein Hygienerisiko. Wenn Du merkst, dass es Dir sehr unangenehm ist, sag das! Und lass Dich nicht überreden! Dein Kind wird gut geboren werden, auch ohne, dass man Dich stündlich begrabscht hat. Du wirst selbst merken, wann der beste Zeitpunkt ist, Dein Kind aus Dir heraus zu schieben. Atme ruhig und entspann Dich. Du machst alles richtig.

47. SAG ES!
Mach immer ganz deutlich, wenn Du etwas brauchst oder in Ruhe gelassen werden möchtest. Geh nicht davon aus, dass die anderen das schon merken werden. Du darfst und musst Dich mitteilen und Dir Gehör verschaffen.

Wenn Du Hunger hast, iss! Wenn Du durstig bist, trink! Wenn Du Dich an ein Seil hängen willst, sag es! Jeder Anwesende ist daran interessiert, dass Du Dein Baby möglichst gut gebären wirst. Da kannst Du sicher sein.

48. BLEIB AUFRECHT
    Du hilfst damit Deinem Baby, tiefer zu treten und die Muttermunderöffnung zu unterstützen. Außerdem kannst Du Dich bewegen, Dich dehnen, strecken, schaukeln, schütteln, wie es Dir beliebt.

49. ATMEN
    Es ist ganz wichtig, dass Du darauf nicht vergisst. Solange Du Dich auf Deinen Atem konzentrierst, kommst Du bestens mit den Wehen zurecht. Schließe die Augen. Versinke in Dich, lass es geschehen, aaaaaatmeeeee! Tiiiiiieeeeeeeeef! Durch die Nase ein, durch den Mund aus, laaaangeeee! Alles wird gut! Glaub mir!

50. AROMATHERAPIE Eine Duftlampe im Geburtszimmer ist auch eine hervorragende Idee. Die ätherischen Öle von Jasmin, Rose, Muskatellersalbei und Ylang Ylang sorgen für eine sinnliche Stimmung und haben sogar die Eigenschaft, zuversichtlich zu machen.

51. SCHICK SIE WEG! Wenn Du ein Unbehagen empfindest, weil eine fremde, oder Dir unsympathische Person den Raum betritt, dann schick sie raus. Unmissverständlich. Es ist Dein gutes Recht, dass Deine Privatsphäre gewahrt wird.

52. GEDÄMPFTES LICHT
    Man hat festgestellt, dass wir Menschen, wie auch Tiere, in Dunkelheit entspannter sind. Die meisten Säugetierbabys kommen nachts zur Welt. Bei Dunkelheit gelingt es uns besser, unserem Instinkt zu folgen, der Kopf, die Ratio, ruht sich aus. Was gut ist. Denn am besten kannst Du Dein Kind gebären, wenn Du aufhörst, zu

denken, zu hinterfragen, warum etwas wie ist. Bei einer Geburt darfst Du völlig aus dem Bauch heraus die Dinge tun, nach denen Dir ist. Wundervoll ist das!

53. SAGE NEIN!
Wenn Dir Hilfsmittelchen angeboten werden, wie Zäpfchen, Tabletten, etc. dann lass Dir genau erklären, wofür Du sie brauchen solltest und wenn es etwas ist, das für Dich oder den Vater Deines Kindes keinen Sinn macht, lehne dankend ab. Weniger ist mehr. Bei der Geburtsarbeit brauchst Du keine Mittelchen von außen. Vertrau auf Deinen Körper und Dein Baby. Lasst Euch von der Natur leiten. Sie zeigt Euch ganz genau den Weg.

54. MÜDE? Es ist gut, wenn Du Dir für die Geburt ein paar isotonische Getränke vorbereitet hast. Die Eröffnungsphase könnte sich viele Stunden hinziehen und wenn es dann zur eigentlichen Geburt geht, fühlst Du Dich vielleicht schon erschöpft und müde. So ein Getränk bringt Dich wieder ein wenig in Schwung.

55. HOMÖOPATHIE
Wenn die Eröffnung sich lange hinzieht, dann bitte um *Belladonna.* Und wenn Dir so richtig nach Weinen ist hilft *Pulsatilla.* Sollten Dir die Schmerzen recht bald unerträglich schmerzhaft vorkommen, dann hilft *Chamomilla.*

56. IN DIE WANNE
Ab ca. 4 cm Muttermundseröffnung hilft warmes Wasser sehr effektiv, die Schmerzen zu lindern. Tauch ein in das wohlige warme Nass! Und verlasse es erst wieder, wenn Dir danach ist. Nicht, wenn Geburtshelfer Dir sagen, dass es jetzt Zeit ist. Wenn Du Dein Kind im Wasser gebären willst und die Herztöne des Babys unauffällig sind, muss Dir eine Wassergeburt ermöglicht werden.

57. MUSIK
Wenn Du Musik liebst und Du Dich bereits in der Schwangerschaft bei einem bestimmten Album besonders gut und locker gefühlt hast, dann nimm es zur Geburt mit. Es kann Dir helfen, ganz tief in Dich zu versinken, Dich zu zentrieren und Kraft zu tanken. Außerdem kannst Du mitsummen und dabei gleich auch etwas für den Muttermund tun. Was das ist?

58. MUND ENTSPANNEN
Der Mund ist mit dem Mund in unserem Unterleib verbunden. Man hat festgestellt, dass eine Gebärende, die ihre Lippen- und Mundpartie entspannt hält, auch einen gelockerten Beckenboden hat. Der Muttermund kann sich also mühelos öffnen. Und das muss er ja auch, ca. 10 cm.

59. KÜSSE
Sollten die Wehen allmählich kräftiger werden, Du das Gefühl bekommen, dass Du mit der Atmung nicht mehr so gut zurechtkommst, Du Dich verkrampfst, kann es gut tun, wenn Dein Partner Dich in den Arm nimmt (SAG IHM DAS!) und Dich streichelt, Dich liebkost, Dich küsst. Beim Küssen passiert..... genau! Wie oben bereits erwähnt, ist ein entspannter Mund genau das, was wir jetzt brauchen!

60. DU MÖCHTEST EINE PDA
Bedenke, dass Du ab dem ersten Schmerzmittel eine Patientin wirst. Der natürliche Geburtsprozess wird durch jede medizinische Intervention, jedes Zäpfchen, jede Infusion, jede Spritze oder Tablette empfindlich gestört. Häufige Folgen sind Blutdruckabfall der Mutter, wie Herztonverschlechterung des Kindes, damit einhergehender Wehenabfall, der weitere Medikamente nötig macht und viel zu oft im Kaiserschnitt oder einer brutalen Saugglockengeburt mit Dammschnitt endet. Jede Frau, die bereits geboren hat, kann diesen Wunsch nach Schmerzlinderung in diesen schweren Stunden nachvollziehen, doch es ist zu schaffen, auch ohne

Schmerzmittel. Du wirst danach wahnsinnig stolz auf Dich sein und auch Dein Kind kann sehr stolz auf seine Mama sein, die es auf die schonendste Art, völlig natürlich und gesund hier in diese neue Welt hineingeboren hat.

61. DU SCHAFFST DAS! Es können Momente kommen, wo Du denkst, dass Dir das alles zu heftig wird, Du das nicht schaffen wirst, Du kein Kind gebären kannst, die Schmerzen nicht mehr ertragen möchtest und kannst.... das schaut dann ganz nach „Übergangsphase" aus. Es sind dies für viele Frauen die anstrengendsten Minuten des Geburtsverlaufes. Der Muttermund ist beinahe ganz geöffnet, nur wenige Zentimeter fehlen noch. Das Baby drückt bereits stark nach unten. So manche Gebärende meint jetzt: „Ich will nimma!" Ich hoffe sosehr, dass Deine Hebamme jetzt bei Dir ist, Dich hält und Dir Mut macht, dass sie Dir sagt, dass Du es bald geschafft hast! Bist Du erst einmal in dieser Phase dauert es wirklich nicht mehr lange, bis Du Dein geliebtes Baby in Armen halten darfst. Ein bisschen noch durchhalten! Atmen nicht vergessen!

62. SCHNAUBEN WIE EIN PFERD Diese Methode kann helfen, den letzten Saum des Muttermundes weg zu vibrieren. Zudem lässt sich durch dieses Schnauben der beißende Schmerz am Muttermund leichter aushalten. Denk Dir nix, mach es einfach! Es hilft!

63. BLEIB AUFRECHT!
Nutze die Schwerkraft, um Dein Kind zu gebären. Knie Dich hin, geh in den Vierfüßlerstand, steh auf, häng Dich an die Sprossenwand, an das Seil, über den Geburtspool, nimm Platz am Gebärhocker... was auch immer. Aber leg Dich nicht hin! Du liegst auch nicht, wenn Du kackst. Das hat seinen guten Grund!

64. SCHREIE! Wenn Dir danach ist und Du das Gefühl hast, Du zerplatzt fast, dann schrei los! Mach Deinem Druck Luft! Du darfst auch schimpfen, stampfen, fluchen! Kratzen, beißen, um Dich schlagen, wenn es Dich erleichtert. Du darfst das jetzt alles tun! Immerhin bekommst Du das Kind, auf das alle wie verrückt warten! Sei hier nicht bescheiden. Außerdem tust Du Dir und Deinem Kind nichts Gutes, wenn Du sozusagen „zusammenzwickst". In welch wundersamer Verbindung der Mund mit dem Beckenboden steht, habe ich bereits erklärt.
Also, halte nur nichts zurück! In diesen Stunden darfst Du wirklich die Sau heraus lassen. Du sagst, wo es lang geht!

BALD HAST DU ES GESCHAFFT!

65. SCHIEBEN STATT PRESSEN
Achte nun wieder besonders auf Deine Mundpartie, wenn die Austreibungsphase beginnt. Ich hoffe, Du kniest, hockst, stehst – bist aufrecht, weil Du so viel einfacher dein Kind gebären kannst. Öffne Deinen Mund, gib tiefe Laute von Dir. Wundere Dich nicht, zu welch urigen Tönen Du imstande bist. Jetzt bist Du völlig geerdet und die Leidenschaft hat Dich vielleicht gepackt. Endlich kannst Du selbst etwas tun, endlich dem Schmerz etwas entgegen setzen. Du fühlst den außerordentlich starken Drang, nach unten drücken, und Du tust es. Und es ist herrlich! Nach so vielen Stunden, wo Du gelernt hast, demütig hinzunehmen, dass Dein Körper sich öffnen muss, dass es wehtut, und Du diesen Prozess einfach hinnehmen musst, darfst Du jetzt endlich aktiv mitarbeiten. Öffne Dich weit und bleib mit beiden Sohlen auf dem Boden, um Dich bestmöglich zu erden. Es dauert nicht mehr lange. Bald ist es geschafft!

66. HOMÖOPATHIE
   Das Löwenblatt, auch Caullophyllum genannt, hilft Dir, wenn Dein Körper zu müde geworden ist und infolge die Presswehen schwächer werden. Ein paar Kügelchen unter die Zunge, und in ein paar Minuten kommen wieder kräftige Wehen.

67. DAMMSCHUTZ
   Bitte Deine Hebamme noch einmal, den Damm kräftig mit einem Dammöl vorzudehnen. Sie ist dafür ausgebildet und wird das sehr gerne für Dich machen. Aber erschrick nicht, wenn dies wirklich kräfitg geschieht. Sie weiß, was sie tut, denn sie leistet gute Vorarbeit, damit deine Geburtswege ganz elastisch werden.

68. KAFFEE
   Coffea Globuli halten die Geburtswege intakt.

   Übrigens wirken auch heiße Kaffeekompressen kurz vor der Geburt des Kopfes wahre Wunder. So kannst Du auch ein großes Kind mühelos gebären, ohne verletzt zu werden.

69. DEIN BABY IST DA
   Nimm es so schnell als möglich zu Dir hoch. Bewundere Deinen Schatz, den DU geboren hast! Aus eigener Kraft. Du bist über viele Grenzen gegangen, musstest Dich oft überwinden, doch es ist Dir gelungen. Du kannst wirklich stolz auf Dich sein!

   Du bist jetzt Mutter! Gratuliere!

Nun kommt die Zeit des Kennenlernens, des Kuschelns.
Bereits innerhalb der ersten 45 Minuten möchte Dein Baby an

Deinen Brüsten trinken. Es ist ganz wichtig, dass es das auch darf. In den nächsten Monaten, so oft es das braucht.

Auch das Stillen ist ein Abenteuer. Doch mit ein paar Informationen und Deiner guten Hebamme klappt auch das sicher wunderbar.

Noch etwas...

Vor einem Jahr kam mein erstes Buch zur Welt.
Ich freue mich über die vielen Leser/innen, die vielen positiven Rückmeldungen seitens Müttern und Hebammen, die mir bestätigen, dass meine Geschichte vieles bewegen kann.

Ich danke Euch!

Mein Herzenswunsch dahinter scheint Formen anzunehmen: Werdende Eltern wachzurütteln, in die Selbstverantwortung zu gehen, damit der Geburtstag des geliebten Kindes der schönste Tag in ihrem Leben werden kann.
Ich musste lernen, wieder die Stimme meines Bauches wahrzunehmen, meinen persönlichen Ängsten zu begegnen, sie klar zu definieren, um sie loslassen zu können.
Um viermal den Fängen der Schulmedizin zu entkommen, um viermal traumatische, operative geburtshilfliche Eingriffe zu vermeiden.

Ich hatte Glück, in zwei Hebammen eine wunderbare Rückenstärkung zu haben. Sie haben mir sehr geholfen, zu vertrauen, anzunehmen, wie auch öfters mal NEIN zu sagen.

Und wie wundervoll sich Demut anfühlen kann...
Euch allen ebenso wundervolle Geburten!

Eure M.C.

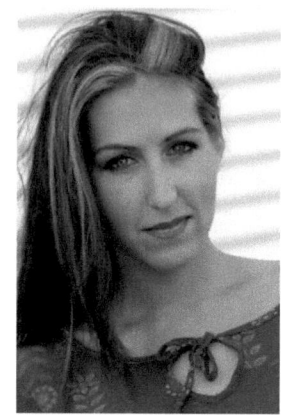

M.C. Strobl, geb. 1972, ist Musikerin und Mutter von 4 Kindern.
Nach ihren ungewöhnlichen Schwangerschaften und mannigfaltigen Erfahrungen zum Thema Geburt möchte sie kritisch aufzeigen, wie werdende Mütter durch die Irrwege der Medizin getrieben werden und wie sie ihren eigenen Weg dabei finden können.
M.C. lebt mit ihrer Familie im Südburgenland.

In ihrer Buchreihe "Abenteuer Selbstbestimmte Geburt" entführt die Autorin M.C. Strobl gekonnt in die wundersame Welt des Kinderkriegens.

Ihr Gesamtwerk "Eigentlich wollte ich Kaiserschnitt" erschien als Debut im April 2015 und avancierte zum beliebten Klassiker, den erfahrene Hebammen und Mütter gerne weiterempfehlen.

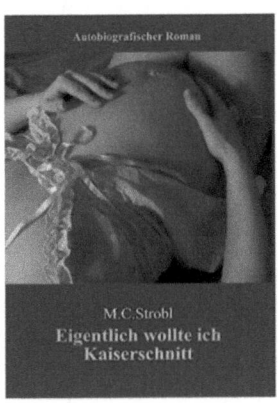

EIGENTLICH WOLLTE ICH KAISERSCHNITT
2015
ISBN 9783734788383
BoD – Books on Demand

„Wie soll ich bitte eine Geburt ohne Schmerzmittel überstehen? Warum tut frau sich heutzutage noch so eine Tortur an?"

Von tausend Fragen und Ängsten durchgeschüttelt erlebte ich meine erste Schwangerschaft. Ein Kaiserschnitt wäre damals meine erste Wahl gewesen. Doch ich änderte meine Meinung.
Ein innerer Prozess kam in Gang und führte mich hierher...

Dieses Buch habe ich nicht mit der Absicht geschrieben, die Dinge schön zu reden. Ich möchte meine Geschichte erzählen, nackt und ehrlich. Und Mut machen für den natürlichen Weg.

Wir haben neun Monate Zeit. Los geht's!

„Dieses Buch ist ein Plädoyer, sich der Angst vor der Geburt zu stellen und dem weiblichen Körper zu vertrauen, dass er wunderbar fürs gebären geeignet ist."

Sylvia S. Sedlak, Geburtsallianz Österreich

Aus der Reihe
ABENTEUER SELBSTBESTIMMTE GEBURT
sind bereits erschienen:

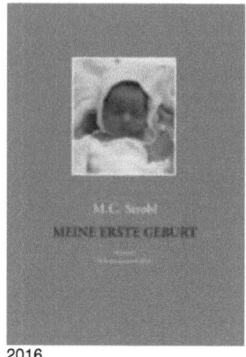

2016
ISBN 9783739230146
BoD – Books on Demand

MEINE ERSTE GEBURT

Das erste Mal schwanger.
Unerwartet.
Freude. Angst. Unsicherheit.

Da sind zu viele Narben auf der Seele.
Ein natürliches Geburtserlebnis scheint aussichtslos.
Doch dann geschieht ein Wunder...

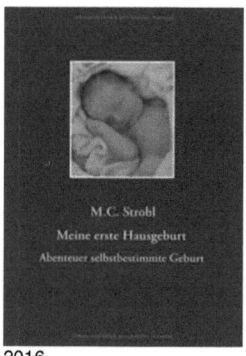

2016
ISBN 9783739231761
BoD – Books on Demand

MEINE ERSTE HAUSGEBURT
„Die Erfahrungen bei der Geburt meines ersten Kindes hatten mich bestärkt, mein zweites Kind mithilfe einer guten Hebamme zuhause zu empfangen."
Im 2. Teil der Reihe „Abenteuer selbstbestimmte Geburt" widmet sie sich unter anderem ganz besonders Themen wie Sex in der Schwangerschaft, Dammmassage, Beziehungskrisen und Stillproblemen.
Und selbstverständlich darf auch in diesem Werk ein ausführlicher Geburtsbericht nicht fehlen.

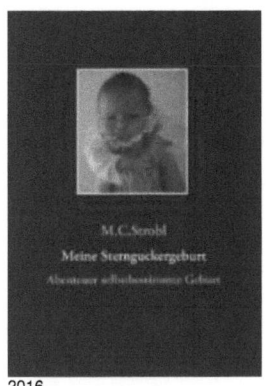

2016
ISBN 9783739232072
BoD – Books on Demand

MEINE STERNGUCKERGEBURT

Es beginnt bei "Oliven und Mandeln", führt über skurrile Begebenheiten und allerlei neuer Verwirrungen mit Ärzten und Krankenhäusern zum rechtzeitigen Blasensprung, der zum Glück am Ende wohl nicht in der erhofften Wassergeburt, allerdings doch noch in einer geglückten Hausgeburt endet.

Und nicht nur das: Das Baby ist ein Sterngucker!

2016
ISBN 9783739203430
BoD – Books on Demand

MEINE VIERTE GEBURT

Familienplanung abgeschlossen.
Margo kann sich wieder ins Musikleben stürzen.
Auch ein lebendiges Liebesleben bahnt sich wieder an.
Doch ein positiver Schwangerschaftstest stellt das Leben der dreifachen Mutter wiederum völlig auf den Kopf.

Ein letztes Mal schwelgt die Autorin in Erinnerungen über Frauenarztbesuche, Natürliche Verhütung und vergangene Geburtserlebnisse.

Sie fragt sich "Wie sag ich's meiner Mutter?" und wie der Alltag als Vierfachmutter wohl funktionieren kann.
Und sie erfährt wieder, dass jede Schwangerschaft anders ist, als die anderen. Und dass sich beim vierten Kind das Gefühl "hochschwanger" zu sein schon sehr früh einstellt...

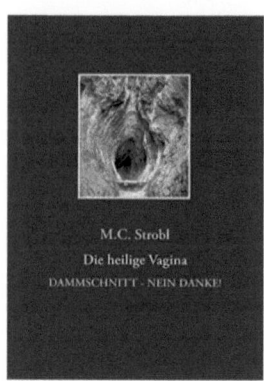

2016
ISBN 9783739218502
BoD – Books on Demand

DIE HEILIGE VAGINA
Dammschnitt – nein Danke!

Was passiert denn um Himmels Willen mit meiner engen lustspendenden Höhle, der Scheide, wenn da so ein kleiner Mensch herauskommt? Da wird ja alles kaputt!

Was ist ein „Lost Penis Syndrom" und wie funktioniert mein Beckenboden?
Was hat denn heißer Kaffee mit Dammschutz zu tun?
Diesen und vielen anderen Fragen stellt sich die Autorin als sie das erste Mal schwanger ist. Sie macht sich auf die Suche nach Antworten...

Viele Frauen, die einen Dammschnitt erfahren haben fühlen sich missbraucht.
Wie es gar nicht erst soweit kommen muss, erklärt M.C. Strobl wieder einmal auf ihre besonders direkte und ehrliche Weise.

DER GEBURTSPLAN

Einen Geburtsplan für die Geburtshelfer kann ich allen werdenden Eltern empfehlen, denn in der aufwühlenden Geburtsarbeit bleibt meist keine Zeit mehr für konstruktive Gespräche und für das Fällen von wichtigen Entscheidungen. Nur wenige Mütter würden in den letzten Eröffnungswehen „NEIN" zu schmerzstillenden Maßnahmen sagen.
Außerdem hilft es Dir, Dich mit Deinen Vorstellungen, den eigenen Grenzen, wie auch alternativen Möglichkeiten zum Thema „Geburt" auseinander zu setzen.

Mein erster Geburtsplan sah so aus:

Geburtsplan
Auszug aus „Eigentlich wollte ich Kaiserschnitt"

Wenn meine Geburt spontan, natürlich, und ohne größere Komplikationen verläuft, sind mir die folgenden Punkte besonders wichtig. Es wird mir helfen, mich besser zu entspannen, wenn ich weiß, dass sie berücksichtigt werden:

1. *Mein Mann wird bei der Geburt dabei sein und möglicherweise möchte ich eine PDA in Anspruch nehmen, deren Dosis jederzeit erhöht werden könnte.*
2. *Frühgeburt: Da ich mich fest dazu entschlossen habe, in Ihrer Klinik zu entbinden (ich habe mich gut informiert und bin überzeugt, dass meine Bedürfnisse durch Ihre Möglichkeiten und Philosophie bezüglich humaner Geburt berücksichtigt werden können), möchte ich wissen, ob es eine Möglichkeit gibt, auch bei einer früh einsetzenden Geburt bei Ihnen aufgenommen zu werden. Für mich ist die Geburt meines Kindes ein sehr einschneidender Moment im Leben, den ich möglichst bewusst und entspannt erleben will. Ich wäre dafür sogar bereit, die Strapazen auf mich zu nehmen, unmittelbar*

nach der Entbindung mit meinem zu früh geborenen Kind schnellstens in eine andere Klinik verlegt zu werden.

3. *Wenn nicht unbedingt nötig, würde ich gerne auf eine Vakuum- oder Zangengeburt verzichten, um mein Kind aus eigener Kraft zu gebären.*
4. *Ich möchte mich frei bewegen können und während der Geburtsarbeit nicht ans Bett angewiesen sein, sondern umher gehen können. Es ist mir völlig klar, dass ich im Falle einer PDA in meiner Bewegungsfreiheit nicht mehr so ganz uneingeschränkt sein werde, dennoch würde ich mir wünschen, dass ich trotz leichter Lokalanästhesie noch andere Optionen habe, als das Liegen auf dem Geburtsbett. Lieber wäre mir das Hocken oder Entspannen im Wasser.*
5. *Es könnte der Fall eintreten, dass ich mich in der Badewanne ziemlich wohl fühle, weil ich mich da vermutlich am besten entspannen kann. Besteht die Aussicht darauf, dass man mich nicht mit Biegen und Brechen aus der Wanne hebt, wenn ich darin mein Baby kriegen will?*
6. *Besteht die Möglichkeit eine befreundete, aktive Hebamme zusätzlich zur Geburt mit zu bringen?*
7. *Ich würde einen kleinen Dammriss einem Schnitt vorziehen und hoffe, dass ich das Kind ganz langsam gebären kann, um Verletzungen zu vermeiden.*
8. *Ich möchte, falls irgendwelche Eingriffe vorgeschlagen werden, über die Art des Eingriffs und die Wirkungen derselben informiert werden.*
9. *Sollte ein Kaiserschnitt nötig werden, dann wünsche ich mir, dass ich eine Epiduralanästhesie bekomme und mein Partner während der ganzen Operation anwesend sein kann.*
10. *Da ich von Beruf Sängerin bin und sehr vorsichtig mit meinen Stimmbändern um zu gehen habe, bitte ich darum, im Falle einer Sectio, auf eine eventuelle Intubation zu verzichten. Sollte es doch nicht zu verhindern sein, dann darf nur mit äußerster Sorgfalt intubiert werden. Ich hoffe, Sie haben hierfür Verständnis.*
11. *Wenn es mir und meinem Baby nach der Entbindung gut geht, möchte ich eventuell nach ein paar Stunden das Krankenhaus wieder verlassen, um zuhause in vertrauter Umgebung von meinem Mann und einer freiberuflichen Hebamme betreut zu werden.*

Herzlichen Dank für Ihre Aufmerksamkeit!

Mein Mann und ich wären sehr erleichtert, zuversichtlich und froh, die Geburt unseres Kindes in Ihrer Klinik und mit Ihrer Mithilfe erleben zu können.

Margo und Viktor

*

ÜBUNGEN ZUR SCHMERZDESENSIBILISIERUNG

Die meisten Menschen sind es heutzutage nicht mehr gewöhnt ohne Medikamente ein wenig Kopfschmerz, Halsschmerz oder Regelschmerz zu ertragen.
Doch es lohnt sich auch hier, auf Tag X vorbereitet zu sein.

Wenn gegen Ende der Geburt die Kontraktionen stärker werden, kann das für „Ungeübte" eine ziemliche Überforderung darstellen.
Doch Du kannst einiges tun, damit das nicht geschieht.

Im Grunde geht es darum, seine Ressourcen zu kennen. Woher hole ich mir Energie, wenn ich an meine Grenze gehe? Wie sammle ich mich, wie zentriere ich mich, um möglichst gelassen und entspannt zu bleiben?

Zuerst einmal ist es wichtig für viele Frauen, die ihr erstes Kind bekommen, zu wissen, wie sich denn richtige Wehen anfühlen. Und wie stark sie sich anfühlen. Und wie sie wohl darauf reagieren werden.

Um zu erfahren, wie du reagieren wirst gibt es eine einfache Übung:

ARME HOCH HALTEN:
Stell dich gerade hin und strecke deine Arme für 10 Minuten im 90° Winkel von deinem Körper weg. Versuche wirklich, sie die ganze Zeit oben zu lassen. Das erscheint anfangs ganz leicht, doch es wird von Minute zu Minute schwieriger. Du kannst nun gespannt sein, wie du reagierst:

Bist du eine, die schnell aufgibt?
Wie begegnest du dem intensiven Ziehen in deinen Schultern und Armen?
Beginnst du zu jammern? Oder wirst du wütend? Möchtest du weinen?

Was auch kommt, es ist ok. Schau hin! Bleib dabei! Und übe jeden Tag ein bisschen, so lange du es aushalten kannst. Bald wirst du „deine Methode" finden, dich nicht mehr gegen den Schmerz zu wehren und du wirst merken, dass du von Mal zu Mal geduldiger wirst.

WEHENSIMULATION:
Um noch deutlicher zu spüren, WIE sich Wehen anfühlen, kannst du ein Stückchen Haut an der Innenseite deiner Oberschenkel mit deiner Hand kneifen. Du behältst diesen Griff bei und drückst allmählich immer fester. Du wirst schnell diese besondere „Schmerzqualität" wahrnehmen. An dieses Ziehen und Brennen darfst du dich gewöhnen. Das ist es. So fühlen sich Wehen an. Wie stark du dich darauf einlässt bleibt dir überlassen. Jedenfalls wirst du auch hier bald merken, dass es dich desensibilisiert.

KITZELN:
Wenn auch dein Partner mit dir üben möchte, dann könnt ihr gemeinsam Spaß an dieser Übung haben:

Leg dich in deine Lieblingsposition, entspanne dich und lass ganz locker. Und nun darf dein Partner dich kitzeln. Versuche weiterhin, in dieser Entspannung zu bleiben! So lange als möglich. Lass dich nicht drausbringen!
Gar nicht so einfach, ich weiß!

Nach einer Minute soll er die Übung langsam beenden und ausklingen lassen. Du atmest zweimal tief durch und lässt los, was sich hier an Spannung angesammelt hat.

STOCKGEHEN:
Diese Übung hilft dir, im Hier und Jetzt zu sein und zu bleiben, dich zu zentrieren, zu entgiften sowie zu erden.

Du legst dir einen Bambusstock quer vor dir auf den Boden und gehst mindestens eine Viertelstunde darüber. Achte auf den Schmerz und wehre dich nicht.
Dabei werden zugleich auch deine Reflexzonen massiert, deine Urenergie wird frei und kann fließen.

Mir hat diese Übung super geholfen und ich konnte die Geburtsarbeit viel konzentrierter und entspannter bewältigen.

QUELLEN

Literatur

Antonic Magda, Dr., Schwangerschaft und Geburt, Urania, 1999
Balaskas Janet, Aktive Geburt, Kösel, 1993
Balaskas Janet, Gordon, Jehudi, Schwangerschaft und Geburt, Trias, 1997
Balaskas Janet, Yoga für Schwangere, Kösel, 1992
Bloemeke Viresha J., Es war eine schwere Geburt, Kösel, 2003
Bornemann, Rainer, Kaiserschnitt – Operation und Geburt, Kario, 1989
Dahlke, Rüdiger, Margit; Zahn, Volker, Der Weg ins Leben, Schwangerschaft und Geburt aus ganzheitlicher Sicht, Bertelsmann, 2001
Hay, Luise L., Heile deinen Körper, Alf Lüchow, 31. Auflage, 1995
Horny-Dereani Petra, Geboren im Schutz der großen Göttin, 2008
Dick-Read, Mutterwerden ohne Schmerz, Hoffmann und Campe, 1950
Enning Cornelia, Heilmittel aus Plazenta, Medizinisches und Ethnomedizinisches, 2003
Flanagan Geraldine Lux, Die ersten neun Monate des Lebens, Rowohlt, 1963
Fuchs Nancy, Sonne für die Kinderseele, Herder, 1996
Gaskin Ina-May, Die selbstbestimmte Geburt, Kösel, 2004
Goerke und Bazlen, Kay, Ulrike, Pflege Konkret, Gynäkologie Geburtshilfe, Gustav Fischer, 1998
Jakobs Leonie, Schön macht's nicht, aber glücklich, Kiwi, 2008
Kirkilionis Evelyn, Prekop Jirina, Ein Baby will getragen sein, Kösel, 1999
Kitzinger Sheila, Das Erlebnis der Geburt, Kösel, 1992
Kitzinger Sheila, Das Jahr nach der Geburt, Kösel,
Kitzinger Sheila, Natürliche Geburt. Ein Buch für Mütter und Väter, Kösel, 1991
Kitzinger Sheila, Schwangerschaft und Geburt, Kösel, 1992
Kitzinger Sheila, Geburt, Kindersley, 2003
Knubben, Birgitt und Werner, Du bist eine Geschenk, Herder, 1986
Kuckuck Anke, Luckmann, Clara, Zärtlich und stark, Mütter auf der Suche nach ihrer Lust, Rororo, 1998
La Leche Liga, Handbuch der stillenden Mutter, Selbstverlag, 1986
Leboyer, Frederic, Das Geheimnis der Geburt, Kösel, 1996
Leboyer Frederic, Geburt ohne Gewalt, Kösel, 1992
Lothrop Hannah, Das Stillbuch, Kösel, 1993
Martin, William, Das Tao de King für Eltern, Aurum, 1999
Mongan Marie F., HypnoBirthing, Mankau, 2010
Müller-Platow Hermann, Die gesunde Frau, Bremer Brücken Verlag, 1959
Nilsson Johan, Es ist wie Verliebtsein, Herder, 2005
Nilsson Lennart, Ein Kind entsteht, Mosaik, 1990
Oblasser Caroline, Ebner Urlike, Saling Erich, Wesp Gudrun, Der Kaiserschnitt hat kein Gesicht, Edition Riedenburg, 2008
Oblasser Caroline, Eirich, Martina, Luxus Privatgeburt, Edition Riedenburg, 2012
Oblasser Caroline: Lass es raus! Die freie Geburt. Methode mit Gebärmutter, Scheide und Co, Riedenburg, 2011
Oblasser Caroline, Masaracchia Regina: Unser Baby kommt zuhause, Edition Riedenburg, 2009

Odent Michael, Die Natur des Orgasmus, Beck'sche Reihe, 2010
Pschyrembel Wörterbuch, Gynäkologie und Geburtshilfe, Walter de Gruyter, 1987
Reinhardt, Margarethe, Geburten, Rowohlt Verlag, 1985
Roy, Ravi & Carola Lage, Homöopathischer Ratgeber, Geburt, Lage&Roy, 1992
Rudolfsson, A., Leib, Seele, Geist, Dr. Strathmeyer's Gesundheitsregeln, Erläuterungen für Denkende, Manuskript, Döring
Schwab Roswitha, Beunruhigende Befunde in der Schwangerschaft, Irisiana, 2008
Springer-Kremser, Marianne, Patient Frau, Springer Verlag, 1991
Stacherl, Sonja, Nähe und Geborgenheit, Walter, 1997
Stoppard, Miriam, Dr., Empfängnis, Schwangerschaft und Geburt, Ravensburger, 1993
Stadelmann, Ingeborg, Die Hebammensprechstunde, Eigenverlag, 1997
Stoppard, Miriam Dr., Das große Buch der Schwangerschaft, Urania, 2005
Taschner, Ute, Scheck Kathrin, Meine Wunschgeburt, Selbstbestimmt Gebären ach Kaiserschnitt, Edition Riedenburg, 2012
Valitutti, Francesco, Das Buch der Vagina, Europa Verlag, 2000
Wilberg, Gerlinde M., Hujber, Karlo, Natürliche Geburtsvorbereitung und Geburtshilfe, Kösel, 1991
Zink Christoph, Pschyrembel Wörterbuch, Gynäkologie und Geburtshilfe, de Gruyter, 1987

Filme

- **Meine Narbe**, Film über Kaiserschnitt, Mirjam Unger, 2014
- **Angst hab ich keine, aber leid tu ich mir jetzt schon**, Ein Film über eine Hausgeburt, Maria W. Arlamovsky, Filmtage Wien, 1998
- „**Leben jetzt**", Geburt im AKH, Univ. Prof. Dr. Peter Husslein, DoRo, 1999
- "**Gebären & geboren werden**", Berghammer, Ahner, Husslein, Universitätsfrauenklinik Wien
- „**In die Welt**", Constantin Wulff, Portrait einer Geburtsklinik in Wien, Falter, Polyfilm, 2009
- „**Der erste Schrei**", Gilles de Maestre, Geburt in unterschiedlichen Ländern und Kulturen, Arthaus, Studiokanal, 2007
- „**Das Wunder des Lebens – Faszination Liebe**", Lennart Wilsson, ZDF, 2006
- „**Body Story – Das Neun-Monate-Regime**", Doku, Polyband

Internet

Autorenhomepage: www.mcstrobl.jimdo.com
Stillen: www.lalecheliga.at
Geburtsallianz Österreich: www.geburtsallianz.at
Hebamme Ina May Gaskin: www.inamay.com
Sheila Kitzinger: www.sheilakitzinger.com
Weltgesundheitsorganisation: www.who.int
Hebammenzentrum: www.hebammenzentrum.at
Tauschkreis: www.tauschkreis.at
Frauengesundheit Wien: www.frauengesundheit-wien.at
Geburtspool: www.geburtspool.de
Hebammen Österreichs: www.hebammen.at